STOP, LA CLOPE !

Libère-toi du tabac, d'un coup et pour toujours

« Dis non au gros pigeon qui est en toi »

Alain Carret

ISBN : 9798378690732

Table des matières

Préambule : une histoire d'amour I (pleine de brume et de fumée)

« *Tu commences à nous pomper l'air avec ta clope !* » - Tes poumons

Il était une fois un jeune garçon de 14 ans, Charles, qui voulait paraitre cool. Il avait des boutons plein la tronche, était taillé comme Louis de Funès et quand il parlait, sa voix pouvait courir sur 3 octaves dans la même phrase, mais il pensait qu'en fumant, il serait subitement beaucoup plus cool et que Charlotte n'attendait que ça pour tomber follement amoureuse de lui

Comme son pote Axel était un dur qui fumait déjà, il accepta quand pour la *nième* fois il lui proposa une clope. « Eh bah voilà mec, t'es enfin un vrai mec, mec » lui dit Axel qui avait un vocabulaire très étendu. Charles alluma sa clope avec un air grave, un peu comme un autre Charles, Bronson, dans « Un justicier dans la ville ». Il manqua s'étouffer. Heureusement que Charlotte n'était pas dans le coin.

« Ha ha ha ! T'inquiète mec, ça fait toujours ça la première fois ! » le rassura Axel qui en connaissait un rayon. « Encore une clope ou deux, mec et tu pourras montrer à ta dulcinée à quel point t'es un pur mec, mec » renchérit Axel pour bien enfoncer le clou. Et il avait dit juste.

Au bout de quelques cigarettes supplémentaires, Charles pouvait enfin fumer comme un vrai mec et c'est avec une certaine fierté que deux jours plus tard il eut l'occasion d'allumer sa clope devant Charlotte d'un air faussement détaché.

« Tu veux essayer ? » lui demanda-t-il en lui soufflant la fumée au visage.
Elle n'en avait aucune envie, n'y avait même jamais pensé.
« J'sais pas trop, dit-elle pour ne pas paraitre trop rigide. Qu'est-ce que ça pourrait m'apporter que je n'ai pas déjà ? » demanda-t-elle sincèrement.
Charles se sentit subitement très bête. Il ne s'était même pas posé la question. La seule chose qui l'avait poussé à fumer, outre son pote Axel, était qu'il pensait que cela le rendrait plus « cool » aux yeux des autres et de Charlotte en particulier.
« Bah c'est agréable et ça te rend cool, dis Charles.
- Ok fais voir ça. »

Charlotte pris la cigarette que lui tendit Charles, qui se sentit subitement très important.
« Pouaaah ! cria Charlotte en toussant et en enchainant des grimaces qui firent rirent Charles sur le moment. C'est ignoble ! Comment fais-tu pour avaler ça ? »

Son visage avait changé. A présent elle regardait Charles non comme un « mec » digne d'intérêt mais plutôt comme un pauvre gars qui devait avoir perdu le sens du goût. Charles ne riait plus du tout et se sentait tout penaud.
« Eh bien... tu sais, ça ne fait pas longtemps que...
- Je dois y aller, le coupa Charlotte en ramassant ses affaires. A un de ces jours ! »

Charles resta pétrifié, comme si on l'avait changé en statue de sel. Que s'était-il passé ? Avait-il commis une erreur ? Toujours est-il qu'à compter de ce jour il n'eut plus l'occasion de bavarder en tête à tête avec Charlotte qui se mit à l'éviter comme la peste. Il faut dire qu'il s'était mis à fumer de plus en plus sans même plus savoir pourquoi et qu'à chaque fois qu'elle le croisait il avait une clope au bec.

C'est ainsi que se passe les choses pour beaucoup de gens, souvent de jeunes gens hélas. Ils commencent à fumer pour telle ou telle raison qui leur semble valable sur le coup puis les raisons s'envolent, leur souvenir aussi mais l'habitude de fumer reste. Elle s'accroche, elle n'a pas envie de s'envoler comme la fumée qu'elle dégage. Avant même qu'on le réalise, le piège s'est refermé. Nous reparlerons de Charles.

Pourquoi j'ai écrit ce livre

« Déjà, je fais ce que je veux » - Joe

Ancien fumeur, j'ai longtemps cru plein de choses débiles qui faisaient que je continuais à fumer. Parmi celles-ci :

- **J'adore fumer !** Ça me détend, ça m'aide, ça m'occupe, ça me rassure, ça me console, j'en ai besoin et j'en passe (oui je ne voyais pas les contradictions internes de tous ces pseudo-arguments) ;
- **Fumer c'est cool !** Ça correspond à une philosophie de vie qui me plait, de toute façon le monde par en cacahuètes, faut bien mourir de quelque chose, bullshit etc. (ou comment utiliser le vrai pour prêcher le faux) ;
- **Moi je suis un bon-vivant** et les non-fumeurs... bah des morts-vivants ou en tout cas des gens trop sérieux pour moi, limite chiants comme la pluie (oui moi je suis plus malin et plus cool que les autres) ;
- **A quoi bon vivre si c'est pour se refuser tous les petits plaisirs ?** (oui je croyais que fumer était un plaisir et un choix) ;
- **De toute façon même si je voulais arrêter c'est trop dur,** j'ai déjà essayé, un copain a essayé, Tartempion a essayé et ils ont pas réussi, c'est trop dur, trop long,

trop cher (!), trop ceci ou cela (oui on trouve facilement mille excuse pour continuer à cloper mais aucune pour arrêter malgré le fait que les raisons sont beaucoup plus simples et évidentes) ;

- **Mon oncle Jeannot qui est mort à 185 ans** (tant qu'à faire) fumait 3 paquets de Gitanes maïs (tant qu'à faire) par jour (tant qu'à faire) depuis l'âge de 8 ans (tant qu'à faire) et il est mort en parfaite santé (tant qu'à faire) ! (oui y a toujours un exemple bien pratique à exhiber quand on en a besoin, en occultant tous ceux qui n'ont pas eu cette chance) ;

- **Y en a marre de cette société de carcans** où on peut plus rien faire, je suis un rebelle moi, on me dicte pas ce que je peux faire ou pas, ce que j'ai le droit de faire ou pas, je suis libre moi mesdames et messieurs, etc. (oui se prétendre fièrement libre pour justifier ses chaines est un truc que font régulièrement et sans ciller les accros en tous genres) ;

- **Etc.** etc. etc...............

Si tu te reconnais dans l'un ou l'autre de ces exemples alors ce livre est pour toi. Ici, pas de leçons de morale, pas de discours culpabilisants, pas de théories interminables et de processus long comme le bras à suivre sans faire d'écart sous peine de devoir tout recommencer.

Ce que je vais te proposer c'est la méthode que j'ai appliquée et crois-moi j'ai la tête dure. Je ne **voulais pas** arrêter de fumer. Je ne voyais même pas pourquoi je devrais me priver de ce **plaisir** que je **choisissais** de m'accorder. Jusqu'à ce que je découvre le pot-aux-roses, des vraies roses avec tout plein d'épines pour l'ego mais des épines salutaires.

Et j'ai commencé à m'interroger : et si je n'étais pas si rebelle, si libre, si indépendant que je croyais ? Était-il possible que je me sois fait *enfumé* ? Et si ce que je prenais pour un plus n'était en fait qu'un moins, un leurre, une terrible arnaque dont la part la plus diabolique était de me faire croire que ce n'en était pas une, mais uniquement un choix librement éclairé et consenti de ma part ? Que moi, l'éternel électron-libre, l'antisystème, je me sois fait couillonner comme un bleu par ce système que je croyais dominer ?

Pas possible ! Et pourtant... Courageusement (je me lance des fleurs à l'occasion, permettez) je me remis en question et j'entrepris de réviser ce que je croyais être vrai sur moi, la société, mon mode de vie et cette chère clope, symbole de ma soi-disant liberté...

J'ai condensé dans ce court bouquin tout ce dont tu as besoin pour dire « adios ! » aux blondes et aux brunes qui t'enfument depuis trop longtemps. Si tu cherches un pavé théorique avec l'histoire du tabagisme, ses fonctions sociologico-psycho-historiques et autres joyeusetés probablement fort intéressantes intellectuellement mais totalement inutiles d'un point de vue pratique, passe ton chemin, ce n'est pas l'ouvrage qu'il te faut.

Mais si tu cherches un bréviaire, un mode d'emploi, un manuel direct, clair et qui va droit au but comme un coup-franc de Juninho, un how-to book STTP (straight to the point) comme disent nos amis anglophones, alors tu es au bon endroit.

Je te promets rien parce que tout dépend de toi mais je peux te dire une chose : si tu lis ce bouquin jusqu'au bout (tu peux le faire en moins d'une heure), que tu intègres son contenu et que tu suis les instructions :

- tu seras libéré de la cigarette à tout jamais
- tu n'auras besoin d'aucun pseudo-substitut
- cigarette, cigare, clope électronique, joint, chicha, calumet, pipe... c'est la même, ça dégage
- tu ne te sentiras jamais frustré ou privé d'un quelconque « plaisir » illusoire
- tu n'y penseras jamais ou alors avec un sourire aux lèvres
- t'en auras strictement plus rien à secouer !

Bref, tu seras libre. Tu comprends ? Dans une heure si tu veux :

TU - SERAS - LIBRE - DEFINITIVEMENT.

Tu vois, ce livre c'est le meilleur investissement que t'aie jamais fait. Et si on te l'a offert c'est encore mieux (n'oublie pas de remercier la personne en l'invitant au resto).

Relis les deux derniers paragraphes en imaginant que c'est Steven Seagal qui parle pour encore plus d'impact.

Assez papoté, allons-y pour les instructions. Concentre-toi, c'est hyper complexe.

Instructions : fume, je le veux !

« C'est mon livre donc c'est moi qui commande » - Joe (encore)

Ecoute bien les instructions pour un résultat optimal :

1. Fume en lisant ce bouquin, autant que tu veux, jusqu'à ce que ton livre soit jaune ou que de la fumée sorte de ta liseuse si tu veux, aucune importance.
2. Il n'y en a pas.

Tu vas me dire que c'est un peu court comme instructions mais tu t'attendais à quoi ? Que je te demande de sacrifier un poulet au sommet de la colline un soir de pleine lune ? Tu crois que t'as acheté un bouquin de magie sauce wicca ou quoi ?

Dis-toi que si je te faisais faire tout un tas de rituels ou de salamalecs à la mords-moi-le-nœud, ça voudrait dire que :

1. Je crois à ces trucs (joker)
2. Je trouve ça bien de s'en servir (pas joker, la réponse est non)
3. Y en a besoin car c'est super dur et il faut le concours de forces surnaturelles d'une puissance galactique phénoménale pour y arriver (virez-moi ce fichu

joker, la réponse est définitivement NON, NON et NON)

Donc tu vois que y a pas de « mystères cachés » ou de trucs incroyables derrière la méthode, elle est bête comme chou, simple comme bonjour et efficace telle que je te la présente.

Maintenant allume ta clope et tourne la page. On démarre.

Pourquoi tu fumes en fait ?

« Le monsieur te demande ! » - Chirac à Giscard dans *Les guignols de l'info*

Imagine ça : quand t'étais gamin, tu ne fumais pas et t'en avais strictement rien à battre. Quand ton pote venait te chercher pour jouer aux billes (si t'es vieux) ou à la console (si t'es moins vieux), t'étais pas là en train de te demander si t'avais assez de clopes pour tenir le temps de la partie ou s'il fallait que tu coures au tabac pour claquer un billet. De toute façon de l'argent tu n'en avais pas, ça tombe bien.

Alors qu'est-ce qui s'est passé ? Qu'est-ce qui a fait qu'un jour tu t'es mis un tube dans la bouche, t'as aspiré et tu t'es mis à tousser ? Parce que ça s'est passé comme ça, pas vrai ? Non, t'inquiète je n'étais pas là mais c'était pareil pour moi et pour tous les fumeurs que j'ai connus. La première fois que tu fumes, ton corps n'est pas content du tout et te le fais savoir. Mais toi qu'est-ce que tu fais ? Y a deux cas de figures :

1. Tu fais ta Charlotte. Tu te dis « mais qu'est-ce que c'est que cette m.... ?! » et tu retouches plus jamais à ce bidule ;

2. Tu fais ton Charles. Tu te dis « ha ouais c'est cool en fait, faut juste que je m'entraine même si mon corps ne veut pas, non mais c'est qui le patron ! » et tu tombes dans le panneau.

J'imagine que si tu lis ce bouquin, c'est que tu fais partie de la 2e catégorie. Pas de soucis, je ne te juge pas, j'ai fait pareil. Donc maintenant on va essayer de répondre à la question du titre : pourquoi tu fumes en fait ?

Spoiler alert !

Réponse : tu fumes parce qu'on t'a lavé le cerveau !

Tu ne me crois pas ? Passons à la suite.

Les raisons bidon des fumeurs

« C'est bidon » - Alain Souchon

Quand je fumais, j'avais plein de raisons bidon à donner aux gens. Je pouvais les dégainer plus vite qu'une clope après l'amour et j'en étais très fier (de mes raisons, pas de l'amour).

En voici quelques-unes :

J'adore fumer : l'explication la plus débile du monde. Tu prétends fumer parce que t'aime fumer. Et quand tu ne fumais pas du coup ? Il te manquait un truc ? Genre quand t'avais 5 ans tu te disais : « vivement que j'ai 18 ans pour commencer à fumer, parce que j'aime trop fumer mais pour l'instant, je ne peux pas, je suis trop petit ! » Arrête un peu, c'est naze. Peut-être que tu crois aimer fumer maintenant que tu t'es fait attraper mais c'est faux : t'es juste dépendant à la nicotine.

Ça me détend : donc tu fumes quand t'es tendu, c'est ça ? Tu fumes combien de clopes par jour ? T'es tout le temps tendu, ou quoi ? Ce ne sont pas des clopes qu'il te faut, ce sont des cours de yoga. De toute façon cet argument est bidon, tu vas voir, passons à la suite.

Ça m'aide à apprécier les bons moments : attends voir, je croyais que tu fumais pour te détendre et maintenant tu me dis que t'aimes bien fumer quand « tu passes un bon moment ». T'es tendu quand tu passes un bon moment, toi ? En gros quand t'es détendu, t'es tendu ?

Pour les deux arguments précédents, on peut inverser le raisonnement : si la raison principale pour laquelle tu prétends fumer est que c'est un « plus » dans ta vie qui te permet d'apprécier davantage les bons moments, pourquoi tu fumes quand tu passes de sales moments ? T'apprécies de passer de sales moments ? Ou alors t'as jamais de sales moments ? T'es un veinard, toi. Ou encore t'es cohérent et quand t'es en galère, tu ne fumes pas ? Je ne sais pas pourquoi mais je n'en crois pas un mot.

Ça m'aide à me concentrer : purée j'espère que t'as pas un examen ou un concours à passer bientôt sinon, à moins qu'on t'autorise à fumer dans la salle ou à rédiger ta copie sur le parking, autant ne pas y aller si tu ne peux pas te concentrer sans cloper. C'est des foutaises, tu le sais bien. Quand t'es obligé de t'en passer tu t'en passes très bien.

Je me sens moins timide avec un tube entre les doigts : un classique. La clope donne confiance en soi, pas vrai ? Quand tu fumes t'es un peu un cow-boy trop cool, comme une marque US bien connue le suggère, right ? Ça permet de s'occuper les mains, ça donne une contenance, ça occupe quelques minutes. Bref quand tu fumes, tu t'évades, t'es là mais t'es pas vraiment tout là, une partie de toi part en fumée. Mais à un moment tu l'écrases ta clope et là t'es tout seul, désarmé. Tu ne peux pas en rallumer une autre dans la foulée parce que tu ne veux pas passer pour un gros toxico mais tu commences à compter les minutes. T'es pas moins timide en fait, t'es juste plus vulnérable.

Ça me permet de faire des pauses au boulot : pas faux. Après tu peux faire des pauses sans fumer, tu le savais ? C'est un truc peu connu : on a même le droit de sortir avec les non-fumeurs quand il fait beau et chaud pour profiter du soleil en bavardant avec des machines à vapeur sur pattes. L'avantage c'est que quand on se les caille sévère, on reste bien au chaud avec un bon café sans qu'il ne nous manque rien.

Je veux ressembler à Delon, Bébel, Bardot, Clint... : je connais pleins de fumeurs qui ressemblent plus à Alain qu'à Delon ou alors Deloin, donc c'est pas la clope qui fait le personnage ! Si t'es fan d'un acteur fumeur mythique, essaie de le copier autrement et commence par faire un casting. Pour la petite histoire, Clint « l'homme au cigarillo » dans les westerns de Sergio Leone a toujours eu une hygiène de vie irréprochable et n'a jamais été fumeur dans la vraie vie. Attention à ne pas confondre cinéma et vie réelle : Anthony Hopkins n'a jamais mangé le cerveau des gens.

J'aime puer, avoir une haleine de cendrier froid, les doigts et les dents jaunes : à la limite celle-là je la prends. Chacun ses goûts. Si vraiment c'est ce que t'aimes et que t'as un poster de Houellebecq accroché au-dessus de ton lit, fume mon gars ! Si tu rêves d'avoir la voix de Jeanne Moreau, fume ma belle ! Mais pourquoi tu lis ce bouquin ?

Le lavage de cerveau

« Moi, j'avais l'ancien Omo qui lavait plus blanc et il lavait déjà bien hein ! » - Coluche

Comme je l'ai dit, tu ne fumes pas par plaisir ni pour toutes les raisons bidon qu'on vient de voir, tu fumes parce qu'on t'a lavé le cerveau pour te faire croire que le fait d'aspirer périodiquement une fumée dégueulasse avant de la recracher t'apportais un truc en plus par rapport à avant - avant que tu te mettes à fumer. Et aussi par rapport à ceux qui ne le font pas et qui ratent un truc, les pauvres. Et ça a marché, tu y crois, j'y ai cru, ils y croient, on ne va pas faire tout le Bescherelle mais t'as compris.

Alors quand on sait ça, qu'est-ce qu'on fait avec notre cerveau lavé ? Parce que contrairement à la blague de Coluche, là c'est pas le nouvel Omo qui lave plus blanc que blanc à tel point qu'on sait plus ce que devient la crasse propre, là on est dans le sale, dans le grisâtre. On va donc devoir délaver puis relaver avec une eau pure et limpide.

Je te rassure : c'est super facile et instantané. Si t'es sceptique c'est normal : ça fait partie du lavage de cerveau ! Non seulement on t'a fait croire que la clope c'est cool, que t'aimais ça mais en plus qu'arrêter est hyper dur, une vraie torture, un parcours du combattant, une lutte à vie contre la mort qui tue. Des conneries. Pure bs.

Avant de te donner la clé, on va faire un petit tour d'horizon des branches auxquelles essaient de se raccrocher les marchands de mort quand ils voient que des humains essaient de s'échapper de leurs griffes.

Tu vas voir, c'est effarant.

Les substituts de mon c.. : clope électro-nique, gommes, patches, pitchs & poutchs

« Dis-moi, le Toine, tu ne serais pas en train de me prendre pour un con, des fois ? » - Michel Verrier, *La Rivière aux secrets*

E-cigarette, vape, vapote, vaporette, vaporisateur personnel, aérosol, inhalateur... Des mots différents pour désigner des chaines semblables.

Le savais-tu ? Les mêmes qui te vendent du tabac sont derrière les substituts.

- Par exemple, Philip Morris (Marlboro, Chesterfield, etc.) a lancé sa propre cigarette électronique appelée IQOS.
- Le British American Tobacco (Dunhill, Lucky Strike...) a également investi dans les cigarettes électroniques et les dispositifs de vaporisation de nicotine.
- Japan Tobacco International (JTI) qui fabrique des marques comme Camel et Winston, a lui aussi investi

dans les produits de substitution comme Ploom Tech, un dispositif de vaporisation de tabac.

- Etc, etc.

Le business est énorme et dès que tu essaies de t'échapper, on te rattrape avec une carotte supplémentaire. L'idée sous-jacente est toujours la même, celle que tu as *besoin* de quelque chose d'extérieur à toi et d'artificiel pour mieux vivre. Si c'est pas le tabac c'est un substitut au tabac. Ça tombe bien, ils te vendent les deux. Ils pourraient te vendre les deux en même temps qu'ils le feraient.

Donc on te raconte que t'as besoin de tout ça. Jusqu'à ce que tu dises stop. Et ça, contrairement à ce qu'on veut te faire croire, tu peux le faire quand tu veux sans difficultés, sans volonté et sans risque de rechute.

Tous ces substituts nicotiniques à la gomme genre patches & co sont inutiles parce que la nicotine n'est vraiment pas le problème numéro 1 des fumeurs comme nous le verrons dans un chapitre ultérieur. C'est la partie la plus simple et la plus rapide à régler.

Les substituts psychologiques par contre cartonnent auprès de ceux qui veulent arrêter. On leur permet ainsi de remplacer le rituel et la gestuelle de la clope « normale » par des bidules électroniques qu'il faut acheter, dont il faut recharger la batterie, qu'il faut également recharger en liquide, avec plein de goûts différents, de « saveurs » comme ils disent, des niveaux nicotiniques différents avec l'idée d'une progression dans le temps, mais prend ton temps l'ami, on est pas pressé...

Oui, pourquoi te priver d'un coup d'un seul avec toutes les souffrances, que dis-je, les tortures que cela implique quand ceux qui t'ont vendu le poison te vendent le remède ? Ils sont gentils, ils pensent à toi !

La vérité est que tu n'as absolument pas besoin de tout ça. Pire, utiliser ces leurres ne fait qu'entretenir la croyance qu'arrêter de fumer est un sacrifice (ce qui est faux) et donc ne fait que rajouter un problème supplémentaire.

La mauvaise approche : le pouvoir de la (mauvaise) volonté

« Je me demandais ce qui se briserait en premier. Ta volonté... Ou ton corps ? » - Bane à Batman dans *The Dark Knight Rises*

Qui dit volonté dit croyance qu'il en faut. Mais c'est là qu'est le piège. Si je pose un champignon vénéneux sur la table, as-tu besoin de volonté pour ne pas y toucher ? Si oui, tu as un problème qui dépasse le cadre de ce livre.

Sans même parler du danger, si je t'offre un truc au goût infect et que je te demande de ne pas l'avaler, as-tu besoin de volonté pour cela ? Même réponse.

Alors pourquoi aurais-tu besoin de volonté pour ne pas toucher cette chose pleine de substances nocives et au goût dégueulasse qu'on appelle la cigarette ? Pour deux raisons :

1. Parce que tu es accro à la nicotine qu'elle contient.
2. Parce que tu crois que ta vie est meilleure avec que sans.

Seule la première repose sur du concret, la seconde n'est qu'illusion, piège à gogo, entourloupe, appelle ça comme tu veux.

Tu n'as aucunement besoin de volonté pour dissiper un rêve, il te suffit de te réveiller. Ouvre les yeux et c'est fini. Quand tu fais un horrible cauchemar où tu es poursuivi par ta belle-mère à moitié nue et les yeux injectés de sang ou pire, de lubricité, il te suffit de te réveiller et hop ! toute tension retombe (sans jeu de mots). Tu constates avec soulagement que tu es bien au chaud dans ton lit. Auras-tu besoin de volonté pour ne pas fuir dès que tu reverras ta belle-mère ? J'espère que non ou le prochain repas dominical risque d'être mémorable.

Un rêve est un rêve, une illusion une illusion et le retour au réel un retour au réel. Redondant mais vrai.

La nicotine : un colosse aux pieds d'argile

« Un colosse! Oh, un colosse! Ah bon? Ah » - On a volé la cuisse de Jupiter

La nicotine en revanche n'est pas un rêve. C'est une substance bien réelle. D'un point de vue scientifique, la nicotine est un stimulant psychoactif qui agit principalement en se fixant aux récepteurs nicotiniques du cerveau, entraînant l'activation du circuit de la récompense et la libération de dopamine, ce qui provoque en retour une sensation de plaisir et de détente.

Donc oui, il peut y avoir un besoin physique de nicotine mais il est *très court*. En seulement 3 à 4 jours, toute trace de nicotine a disparu de ton corps, tu comprends ? En gros, en laissant passer une petite envie physique durant 3-4 jours, tu es libéré *à vie* de la nicotine d'un point de vue physique.

Alors pourquoi d'anciens fumeurs retombent-ils dans le panneau ? A cause du lavage de cerveau. Ils n'ont plus de symptômes physiques mais ils *croient* encore que la cigarette est un plus, quelque chose dont ils se privent volontairement. Après tous ces efforts pour réussir à fumer, quel dommage !

Donc t'as compris que la bataille se joue au niveau des croyances, pas au niveau physique.

Change tes croyances, c'est facile !

« Cesse de croire et instruis-toi. » - André Gide

« Je veux bien changer mes croyances, mais comment on fait ça ? » t'entends-je dire. Comment t'es passé de « je vis très bien sans tabac » (croyance A) à « j'ai absolument besoin de fumer pour vivre » (croyance B) ? Ce fut un long processus.

D'abord, t'as vécu des années sans et puis t'as rencontré des fumeurs qui t'ont proposé une clope. T'as essayé, t'as pas aimé, t'as réessayé puis un beau jour, t'en as acheté. Le piège s'est refermé. Au début ton paquet te faisais presque un mois (taxeurs inclus), puis deux semaines, puis une, puis 3 jours... Certains s'en tiennent à ce stade, d'autres fument un paquet ou plus par jour, jusqu'à 5 pour les gros fumeurs. Difficile d'aller au-delà, la journée n'ayant que 24 heures (heureusement !) sans compter les moyens financiers qu'il faut.

A 10 balles le paquet, 5 par jour = 50 balles par jour = 1500 balles par mois, plus que le SMIC à l'heure où j'écris ! Pas tenable pour le commun des mortels qui se croient immortels à fumer comme des pompiers. Comme les prix ont explosé, la mode est au tabac à rouler, c'est moins cher mais plus chronophage (il faut le temps de les rouler et elles sont légèrement plus longues à fumer).

Bref revenons à nos moutons grisâtres. Pour passer de la croyance A à la croyance B il t'a fallu pas mal de temps, en général plusieurs semaines au minimum. Et pourtant tu l'as fait ! T'es un warrior quand tu veux !

La bonne nouvelle est que pour défaire cette croyance et repasser de la croyance B (qui est fausse) à la croyance A (qui est vraie), c'est instantané !

« Hein ? Quoi ? Qu'est-ce qu'il raconte çui-là ? Ça fait des années que j'essaie d'arrêter ! » Oui, tu essaies d'arrêter, ça veut dire que tu *crois* que fumer est le truc normal et naturel. Ça veut dire que dans ta tête c'est un peu comme si tu essayais d'arrêter de manger ou de parler. Pas facile en effet !

Mais repense à l'exemple du champignon vénéneux. La clope c'est ça, donc t'as pas besoin d'essayer d'arrêter, tu comprends comment tu t'es fait arnaquer ? Je t'assure qu'à la minute où le déclic se fait dans ta tête, tout le château de cartes tabagique s'effondre instantanément.

Alors tu *n'essaies* plus rien, tu n'as plus besoin d'aucune *volonté*, tu ne te bats plus contre une quelconque *envie* de fumer, tout ça disparait instantanément dans un nuage de fumée si j'ose dire.

Voyons l'arnaque sous un autre angle pour t'éclairer
davantage.

Ce que tu cherches vraiment un fumant

« - Tu cherches quoi ?
- Mes couilles, elles étaient là il y a 2 minutes. »
P.S. I Love You.

On a fait le tour des raisons bidon et on a vu qu'en fait tu fumes parce qu'on t'a lavé le cerveau.

Mais on peut le présenter aussi comme ça :

Quand tu fumes, tu recherches en vérité à retrouver l'état de confort naturel que tu avais quand tu ne fumais pas.

Comme tu ressens un léger inconfort dû à la disparition rapide de la nicotine dans ton corps, il te faut une nouvelle clope dès que possible. Je te rappelle que cet inconfort physique disparait très vite, 3-4 jours max et même souvent en 24h chez un fumeur lambda.

Donc tu crois que tu fumes parce t'aimes ça ou que ça te procure une sensation ceci ou cela mais pas du tout ! Tu fumes pour revenir à l'état normal que t'avais en tant que non-fumeur ! Enfumage total (sans jeu de mots) ! Tu t'es fait douiller et ça te coûte un bras ! Et même souvent des poumons, une gorge, une langue et j'en passe !

Oui je sais il m'arrive d'abuser des points d'exclamation, pardon pour ces élans Céliniens mais t'en as pas marre de te faire arnaquer par l'Etat et ces gros actionnaires bedonnants de l'industrie du tabac ?

PS : Maintenant tu comprends pourquoi j'ai sous-titré ce livre « Dis non au gros pigeon qui est en toi ». C'est pas que je te traite de gros pigeon, calme-toi, mais par contre un gros pigeon existe en chacun de nous et c'est tout l'art et le but des escrocs en tous genres de le réveiller et de nous faire croire que lui (le gros pigeon), c'est nous (l'humain super).

Les excuses bidon pour ne pas arrêter de fumer

On a vu plus haut les raisons bidon des fumeurs pour justifier le fait qu'ils fument. Voyons maintenant les excuses bidon qu'ils trouvent pour ne pas arrêter. Ça va du grotesque au génial, les humains sont plein de ressources.

Je vais grossir : un classique, surtout chez les dames. Doit-on en déduire que le fait de fumer permet de rester mince ? Si c'était le cas, les fabricants de tabac n'hésiteraient pas une seconde à afficher cet argument sur leurs paquets. Il arrive que des ex-fumeurs compensent temporairement le « manque » avec de la nourriture. Mais avec la méthode que tu as entre les mains, il n'y a aucun manque, juste une illusion qui s'envole donc tu ne risques pas de compenser car il n'y a rien à compenser. Mieux, l'énergie et le souffle que tu vas récupérer te permettront de te remettre à faire de l'exercice ce qui t'aidera à brûler des calories et donc à rester mince.

J'ai trop de problèmes en ce moment : oui bien sûr, on a tous des problèmes tu sais. Donc tu fumes parce que t'as des problèmes. Est-ce que la quantité de clopes que tu fumes est corrélée à la quantité de problèmes qui te tombent dessus ? Donc quand tu sors avec tes potes en soirée et que tu dézingues un paquet on peut dire que t'as passée une soirée sacrément pourrie. Par ailleurs cet argument signifie-t-il que le fait de fumer t'aide à régler tes problèmes ? Tu sais bien que non. Tu me diras que ça t'aide à gérer ton stress mais si c'était le cas le fait de fumer ferait de toi une personne non-stressée et donc tu aurais moins besoin de fumer. En d'autres termes, si la clope t'enlève ton stress quand tu es stressé, plus tu fumes moins t'as besoin de fumer ! T'en as pas marre de (te) raconter des sornettes ?

Ma femme/mon mari fume : c'est bien, et alors ? Ma femme se maquille, c'est pas pour ça que je me maquille. Si ton conjoint fume, c'est son problème, fous-lui la paix et ne va surtout pas lui faire la leçon quand t'auras arrêté, c'est la dernière des choses à faire. Par contre ton exemple a une grande importance, même s'il n'en laisse rien paraitre. Laisse trainer ce bouquin nonchalamment sur la table si tu veux et s'il te pose des questions réponds honnêtement, mais sans moraline. Tu pourrais être surpris.

On vient de m'offrir un Zippo gravé à mon nom : même s'il est vrai qu'il est surtout utilisé par les fumeurs, un briquet sert à tout. Si on t'en a offert un pour Noël, remercie la personne et mets-la au courant de ton nouveau statut de non-fumeur libre et heureux. Fais de même avec toutes les relations. Ça évitera qu'on t'offre une boite de cigares pour ton anniversaire.

J'évolue dans un milieu enfumé : cet argument à 2 balles n'existe plus depuis 2007 puisque depuis cette date il est interdit de fumer dans les lieux publics. Si tu parles de chez toi, soit tu en parles à ceux qui vivent avec toi en leur demandant gentiment (ou pas) de sortir, soit tu en fais abstraction et tu fais ce que t'as à faire quand même. Si tes proches connaissent ta décision et te respectent, ils feront l'effort pour toi. Sinon, pose-toi (et pose-leur) des questions.

Il me reste 6 mois à vivre, à quoi bon ? Ha mince, désolé je savais pas, je compatis... Dans ce cas-là pourquoi te limiter à la clope ? Bourre-toi la gueule tous les soirs, prend de la drogue, participe à des orgies, lâche-toi complètement, t'en as plus rien à foutre de toute façon ! Sinon c'est peut-être l'occasion de te poser et de faire le bilan de ce qui compte vraiment dans la vie, non ? Et puis ça vaut toujours le coup de mettre de l'ordre et de l'hygiène dans sa vie, son corps et sa tête, on ne sait jamais sur quoi ça peut déboucher. Les pronostics sont faits pour être déjoués parfois.

Assez de bla-bla

« Vivre consiste à agir. » - Henri Bergson

Bon c'est bien gentil tout ça mais on va pas enchainer les chapitres pour meubler et faire des pages. Si tu lis ce bouquin c'est que tu cherches un moyen concret et pratique d'arrêter de fumer et donc on y va.

N'aie pas peur, ça va bien se passer. Quand tu tourneras cette page, ce sera pour faire l'exercice tout simple qui te libérera à jamais de ce truc bidon qu'est « l'addiction » au tabac. Y a pas plus « d'addiction » à ce machin que de cheveu sur la tête de Bruce Willis ! Juste un mirage qui va disparaitre très bientôt.

A ce stade franchement je t'envie. Parce que je suis passé par là et que c'est un moment que j'ai adoré. Comme je ne fume plus, je ne pourrai plus jamais le revivre mais c'était vraiment le kif, donc profite. Quelque part, les non-fumeurs ne connaitront jamais la sensation de libération que tu vas connaitre dans quelques minutes et pour ça on peut les plaindre.

Non seulement cette sensation d'être libéré d'un fardeau énorme mais en plus une grande fierté d'être sorti du conditionnement, d'être capable de ne jamais rester soumis ou dans l'erreur. C'est pas donné à tout le monde. Respect cher lecteur, mes hommages chère lectrice.

39

Écrase ta dernière clope, tu le veux !

« Ce que d'autres ont réussi, on peut toujours le réussir. » - Antoine de Saint-Exupéry

L'heure est venue de fumer ta dernière clope. Un peu comme dans le bouquin de Carr, je vais te demander de fumer avec la plus grande attention, en étant pleinement dans le moment présent comme on dit de nos jours, cette ignoble chose une dernière fois en te concentrant bien sur son goût horrible, en laissant cette sensation envahir ta bouche, ta gorge, tes poumons, ta langue, ton nez, ton champs visuel...

Maintenant, tu vas l'écraser lentement et regarder cette chose ridicule, ce cendrier plein de poudre grise et malodorante. Pose une clope à côté et vois la transformation de ce tube blanc en ce tas de cendre que tu as transformé via ta bouche et tes poumons, tel un alchimiste en mal d'inspiration. Tu réalises à quel point tout ceci est absurde ?

Enfin réjouis-toi ! Sois heureux car tu n'as rien sacrifié. Tu as retrouvé ta liberté en te défaisant d'une simple illusion. De grandes choses t'attendent. Tout ceci n'est que la prémière pierre d'un édifice que tu vas bâtir jour après jour à partir de maintenant : vivre pleinement et librement en faisant tes propres choix et en devenant une meilleure version de toi-même chaque jour qui passe.

Bravo à toi ! Félicitations ! Tu es maintenant un non-fumeur heureux et fier, le non-fumeur que tu es naturellement et que tu as toujours été en réalité !

Tu as montré ta capacité à sortir de l'illusions et à déchirer le voile de la matrice. Qui sait jusqu'où tout cela pourra t'emmener ?

Maintenant que tu as fait ça tu peux tourner la page pour lire la fin du livre, mais uniquement si tu l'as fait, c'est le jeu. Ne triche pas ou je le saurai.

Pour les durs-à-cuire

John Rambo

T'as tourné la page sans faire l'exercice du chapitre précédent, je t'ai gaulé ! Si, tu l'as fait ? Cool excuse-moi alors, je t'ai grondé pour rien. Mais si tu as triché c'est que t'es un têtu, toi, t'as un mental qui lâche rien, t'es un soucieux, un mec ou une nana qu'aime pas qu'on lui dise quoi faire ni se faire mener par le bout du nez (sauf par la clope).

Ok, voyons voir ce qu'on peut faire pour toi. Si tu en ressens le besoin, va voir un hypnotiseur. Pas un mec qui endort des salles entières avec des gros yeux genre Dominique Webb mais un thérapeute avec des bons commentaires sur internet.

Allen Carr a arrêté grâce à ça. Cette info figurait dans les anciennes éditions de son bouquin mais a bizarrement disparu de la dernière en ma possession... Une de mes amies, grosse fumeuse si tu me pardonnes cette vilaine expression, a arrêté en une séance alors même que c'était un cadeau qui lui avait été offert ! Elle n'était même pas à l'initiative de cette démarche, tu te rends compte ?

Sinon, bah il y a tout un tas de bouquins si tu as besoin de te rassurer et que tu aimes te faire des nœuds au cerveau plutôt qu'être dans l'action. Le plus connu est la « Méthode simple » d'Allen Carr (qui est objectivement bon et qui a permis à des tas de gens d'arrêter) mais une petite recherche sur le net te donnera de quoi lire, si ce que tu aimes c'est lire des livres sur l'arrêt de la clope tout en fumant...

Mais je t'assure qu'en vérité tu n'as besoin de rien. Celui que tu viens de lire suffit largement, si court soit-il. En réalité tu n'en avais même pas besoin ! Tu as juste besoin de te réveiller comme je te l'ai dit. Plus de rêveur, plus de cauchemar !

PS : comme je suis sympa je te mets en annexe une liste de films qui parlent de changements et d'amélioration de soi et de son destin. Ça peut être utile, n'hésite pas à te servir de tout ce qui peut te motiver ! Et je rajoute en prime une liste de livres et films à bannir si tu te sens fragile au début.

Et après ?

« Avec le temps, vous verrez que, parfois, ce qui compte, ce n'est pas ce qu'on a, mais ce à quoi on renonce. » - Carlos Ruiz Zafon

Non, ce chapitre n'est pas le début d'un roman à la Musso/Lévy, mais une vraie question légitime : ça y est tu t'es réveillé et débarrassé de ce machin encombrant, ce piège inutile, cher, puant, malsain et chronophage qu'on appelle le tabagisme. T'as écrasé ta dernière clope avec soulagement, les jours puis les semaines sont passées.

Au début t'étais fier et euphorique à juste titre, t'avais un regain d'énergie et un bon coup de fourchette puis le new normal, le nouveau toi s'est installé et tu t'es habitué à lui et t'aimerais bien te lancer de nouveau défi. C'est logique, tu t'es surpris toi-même, t'as vu à quel point c'était facile de changer les choses quand on change ses croyances et tu te dis que le monde t'appartient.

Alors voilà : le monde peut-être pas mais ton destin oui, sûrement. Profite de la vague sur laquelle tu surfes pour aller plus loin, plus haut, plus vite, plus fort. Très souvent les ex-fumeurs se découvrent souvent tout un tas de passions ou renouent avec de vieux hobbies ou projets oubliés. C'est le bonus au fait de ne plus fumer et c'est génial.

La plupart des gens se mettent ou remettent au sport, pas forcément en mode compèt' mais au moins en mode exercices à la maison, footing matinal, étirements, musculation basique, stretching, yoga... Il y a tellement de choses à faire quand on renoue avec son corps et qu'on se met à le respecter.

Parallèlement les habitudes de vie changent souvent aussi. On fait plus attention à son alimentation, en quantité comme en qualité, on boit moins d'alcool si on était porté dessus (le cas de beaucoup de fumeurs, un vice en cachant souvent un autre), on dort mieux, on fait plus gaffe à son look, certains se mettent même à nettoyer et ranger chez eux, voire bifurquent vers le minimalisme. Tout ça parce qu'ils ont arrêté de fumer !

En réalité le fait de se débarrasser d'une habitude nocive qu'on croyait faire partie de soi est un grand pas un avant en termes de développement personnel, un acte qui permet de débloquer le potentiel qui sommeille en chacun de nous. Quand ce qui bloquait ce potentiel disparait, qui sait jusqu'où nous pouvons aller ?

Alors apprécie ce cadeau à sa juste valeur. Tu as la preuve sous les yeux que tu vaux mieux que ce que tu pensais, que tu es capable de grandes choses, que tu n'es pas un simple pigeon du système et que quand tu décides quelque chose tu te donnes les moyens de l'atteindre.

Nous avons expliqué que l'arrêt du tabac n'était pas une question de volonté mais une question d'éveil ou de réveil et c'est exactement ça mais te rends-tu compte des implications d'être capable de s'éveiller d'un rêve dans lequel on était enfermé ? C'est un signe évident de notre valeur car beaucoup préfèrent patauger dans un rêve médiocre même après avoir réalisé que c'en était un.

C'est le personnage de Cypher dans Matrix, celui qui préfère retourner dans la matrice car le monde de l'illusion est plus confortable que la vérité du monde réel. Être capable de faire des choix basés sur la vérité et ne pas se laisser manipuler est encore plus précieux qu'avoir une volonté d'acier car la volonté n'est qu'un outil (on peut l'utiliser en se trompant de direction) tandis que la quête de vérité est une boussole.

Épilogue : une histoire d'amour II (pleine de vie et d'espoir)

« Nous t'aimons, tu sais ? » - Tes poumons

Le temps a passé et Charles a grandi, a trouvé un job, s'est marié, a fondé une famille (un garçon, Carlos et une fille, Charline) et acheté une maison à crédit, tout comme le SUV garé devant. Il a même pris un chien, un Golden Retriever nommé Charlie (c'est son fils qui a choisi, Charles n'était pas très chaud mais bon). Ha oui au fait, il ne fume plus.

Il a arrêté un soir d'hiver. Il caillait dehors et sa femme ne voulant pas qu'il fume à l'intérieur (elle ne fumait pas, les enfants et le chien non plus), il sortit pour la dixième fois de la soirée. Et subitement cela arriva. Il en eut marre. Oui marre, plus que marre, ras-le-bol ! Sa famille était bien au chaud chez eux devant la cheminée pendant que lui était là, tout seul comme un imbécile à tirer sur sa clope sans même y penser.

Une question avait surgi dans son esprit : pourquoi est-ce que j'en ai *besoin* alors que les gens que j'aime autour de moi n'en ont nullement besoin et n'y pense même pas ? Où est la notion de plaisir que je me plais à mettre en avant quand on m'interpelle sur la quantité astronomique de tabac que je fume ?

Etrangement ces questions basiques, il ne se les étaient jamais posées depuis qu'il avait commencé à fumer. Il se souvenait vaguement d'un copain de collège qui l'avait incité à fumer sa première clope, Alex ou quelque chose comme ça mais tout cela était lointain et flou. Et au fond, quelle importance ?

Il écrasa sa cigarette sans même l'avoir fumée en entier, ce qui ne lui arrivait jamais. Au prix où était le paquet, quel gâchis ! Mais ce soir-là il ne sentait pas dans son assiette. Sa femme le remarqua dès qu'il franchit la porte.

« Que se passe-t-il mon chéri ? lui demanda-t-elle.
- Je ne sais pas. Je crois que... j'aimerais essayer d'arrêter de fumer. »
Charlotte en resta interdite. Elle ne s'attendait vraiment pas à ça. Des larmes commençaient à lui monter aux yeux.
« Alors ça, ça alors... »balbutia-t-elle Subitement, l'étendue de ce vocabulaire provoqua un déclic en lui et le nom lui revint.
« Axel ! hurla-t-il presque. Il s'appelait Axel. C'est lui qui m'a poussé à fumer la première fois. Il m'appelait « mec » en permanence ! »
Carlos et Charline les observaient du coin de l'œil d'un air étonné. Charles et Charlotte se regardèrent... puis éclatèrent de rire.

« Oui, Axel, cela me revient aussi », dit Charlotte.

Oui car je ne t'ai pas dit. Charles et Charlotte se perdirent de vue quelques années mais, par un de ces tours de passe-passe du destin, se recroisèrent des années plus tard dans une grande société d'édition. Ils étaient célibataires tous les deux après quelques déboires amoureux, s'étaient bien sûr reconnus, étaient allé boire un verre, il avait essayé de ne pas trop fumer lors du premier rendez-vous, elle de ne pas trop y faire attention, n'avaient guère réussi tous les deux mais étant réellement attirés l'un par l'autre, ils s'étaient mis ensemble malgré tout et la suite tu la connais. Tout allait bien entre eux, le seul grain de sable étant cette satanée clope que Charlotte ne supportait pas. Mais l'amour pardonne bien des choses.

« Je te prend rendez-vous dès demain chez un addictologue, s'empressa de dire Charlotte qui eut subitement peur que Charles ne change d'avis.
- D'accord, dis Charles sans plus savoir si c'était vraiment ce qu'il voulait. Tu n'as pas un livre qui parle de ça en attendant ?' » Il sentait qu'il marchait sur un fil et ne voulait pas que la petite flamme s'éteigne trop vite, surtout après avoir vu la réaction de Charlotte.

Soudain, Charlotte se souvint qu'il y avait quelques six mois de cela, une amie lui avait prêté un livre. Oui, c'était Sophie du service reliure ! Charlotte s'était confiée à elle car elle s'inquiétait pour Charles qui fumait de plus en plus, jusqu'à deux paquets rien que dans la soirée. Ses toux matinales devenaient de plus en plus longues.

« C'est un super bouquin qui m'a permis d'arrêter instantanément, sans effort et sans jamais ressentir de manque par la suite, lui confia Sophie qui était une ex-fumeuse.

- Mais tu ne fumais qu'occasionnellement, demanda Charlotte qui étais sceptique.

- Tu rigoles ? Deux paquets par jour la semaine et trois le week-end ! Je trouvais des prétextes pour aller en vacances en Espagne ou en Belgique uniquement pour me réapprovisionner, sans quoi j'y aurais passé la moitié de ma paie. »

Charlotte avait pris le bouquin sans trop y croire et quand elle avait vu le format ultra-court, ses dernières illusions s'étaient envolées.

« Prends-le, lui avait dit Sophie. Je sais ce que tu penses. Il est court mais l'essentiel y est. Tu cherches un bouquin efficace ou une cale pour l'armoire bancale de ta grand-mère ?

- De toute façon il ne le lira jamais, soupira Charlotte. Mais merci du cadeau. On ne sait jamais, un miracle... » dit-elle en levant les yeux au ciel.

Et voilà que ce soir le miracle se produisait. Charles était *demandeur*. Elle n'en revenait pas. Elle lui descendit le livre qu'elle avait rangé à l'étage, dans sa table de chevet.

« Tiens, on m'en a dit le plus grand bien, dit-elle en lui tendant le petit livre.

- Eh bien, dit Charles en jouant avec les pages, je ne risque pas de m'assommer avec ça. »
Bien qu'un peu ironique, il était pourtant soulagé. Il n'avait aucunement envie de lire un gros pavé qui prétendrait lui expliquer ce qu'il savait déjà.

Quelques jours passèrent avant que Charles ne se décide à ouvrir le livre. Charlotte n'en parlait pas mais elle commençait à ne plus y croire. Et puis un jour, Charlotte s'aperçut que le livre n'était plus sur la table de chevet où Charles l'avait posé le soir où il lui avait donné et d'où il n'avait plus bougé depuis. Comme on était samedi, Charles avait prétendu aller à la bibliothèque sans plus de précisions. Un frisson parcouru le corps de Charlotte. « Serait-il possible que... »

Quand Charles rentra ce soir-là, il avait l'air radieux. Ils mangèrent et il proposa de regarder un film. Charlotte essaya de ne rien laisser paraitre mais elle eut l'impression de rêver. *Jamais* depuis qu'ils étaient ensemble il n'avait fait autre chose que de sortir fumer la première d'une série de plusieurs cigarettes d'après repas. Même les enfants comprirent qu'il se passait quelque chose d'anormal et regardaient leur père d'un air étrange.

« Eh bien quoi, vous ne voulez pas voir de film ? » demanda Charles d'un air un peu taquin.

Il savait très bien l'effet qu'il était en train de produire. Il y a près de trente ans de cela il avait voulu impressionner Charlotte et n'y était pas parvenu, du moins pas du tout comme il l'avait souhaité. Et voilà que ce soir, la vie lui donnait une magnifique occasion de rectifier les choses.

Il se sentait très bien. Il était heureux et fier. Il savait au fond de lui-même qu'il était débarrassé à tout jamais de cette *fumisterie* qui portait bien son nom, il avait eu le déclic, il s'était réveillé.

Ce soir-là devant le film, Charlotte prit tendrement et discrètement la main de Charles, la caressa avec amour, la serra par moments si fort que Charles eut envie d'éteindre la télé et de l'enlacer, mais les enfants étaient là...

Mais tous les bons films ont une fin, tout comme les bons livres et tu devras te contenter de savoir que cette nuit-là fut conçu Carlito, le petit dernier. Plus jamais on ne parla de tabac au sein de la famille sauf concernant le fameux bouquin qui, lui, avait fait un tabac.

PS : dans la version que Sophie avait donné à Charlotte, l'histoire de Charles et Charlotte ne figurait pas, forcément. Tu as donc un petit bonus, veinard.

Annexe 1 : films inspirants

« Le tabac c'est tabou ! On en viendra tous à bout ! » - Le Pari

Parce qu'il faut aussi savoir se distraire parfois, je vais te donner une liste de films à regarder pour te détendre et t'inspirer à cesser d'aspirer n'importe quoi. Je n'ai pas mis de livres car tu es en train de lire le top en la matière 😊.

Tu vas peut-être me dire que certains des films qui suivent n'ont pas trop de rapport ou que celui-là est gnangnan, celui-ci un peu facile, que s'est tiré par les cheveux, que certains sujets sont polémiques etc.

Ecoute, on s'en fout pour deux raisons :

1. D'abord c'est un choix subjectif, t'es pas obligé d'être d'accord, d'ailleurs n'hésite pas à en suggérer d'autres en commentaire (cf chapitre suivant).
2. Ensuite ce qui compte c'est l'impression de fond que le film te laisse. Peu importe qu'il soit traité n'importe comment à la sauce hollywoodienne à partir du moment où il te donne envie d'avancer, de t'améliorer et de te battre, ok ? Alors on y va.

Les évidents

- « Le Pari » de Bourdon et Campan : les deux ex-
inconnus bien connus nous offrent une comédie sur
l'arrêt de la clope dans laquelle certains pourront se
reconnaitre, ce qui ne serait pas normal vu la
méthode facile et sans volonté de ce livre.

- « Thank You for Smoking » de Jason Reitman : un
charmant lobbyiste de Big Tobbaco tente de
persuader le public et les politiciens que le tabagisme
n'est pas aussi mauvais que ce qu'on dit. Une satire
sociale des USA.

- « Révélations » de Michael Mann : un journaliste
reçoit un dossier envoyé par un employé de Philip
Morris sur les méfaits de la nicotine. Aidé d'un
scientifique, ils vont faire éclater l'un des plus gros
scandales de l'histoire du tabac. Al Pacino et Russell
Crowe, quand même.

Bah voilà, c'est à peu près tout ce que j'ai trouvé d'évident.

Les moins évidents

- « Beetlejuice » de Tim Burton : Geena Davis et Alec
Baldwin découvrent qu'ils sont morts dans un
accident. Heureusement pour eux, ils sont conseillés
par Juno, une ex-fumeuse invétérée qui a rejoint
l'autre monde où elle peut fumer à volonté même si
une plaie béante au cou ne lui simplifie pas la tâche.

- « Black Swan » de Darren Aronofsky : Natalie Portman est une danseuse étoile qui fume et ça c'est pas bien. D'ailleurs sa vilaine concurrente en profite. Une exploration des tourments psychologiques des fumeurs ?
- « Les dents de la mer » de Spielberg : un méchant requin mange les baigneurs et du coup le chef Brody part en bateau histoire que ça cesse. Hélas il est fumeur et en sortant sur le pont pour s'en griller une il manque de peu de se faire croquer par le requin. Ce danger n'est pas écrit sur les paquets mais ça devrait.
- "Rocky" de John Avildsen : pauvre John, tout le monde connait son film mais personne ne le connait ! Bref, ici Stallone, boxeur de seconde zone, va combattre pour le titre de champion du monde. Comment ça, ça n'a aucun rapport avec le sujet ? Essaie de tenir 12 rounds quand tu fumes et on en reparle ! En plus, c'est un film qui parle de détermination et de persévérance.
-

Annexe 2 : livres et films où ça clope à tout va

« - Cigarette ?

- Non merci, je ne fume pas. Je n'arrive pas à aimer cela.

-Quel dommage, pourtant fumer détend, surtout dans votre travail.

- Je sais, j'en rage Ne pas fumer me tue. Je vais réessayer je vous le promets »

OSS 117: Le Caire, nid d'espions

Normalement tu peux les lire et les regarder sans problème en te marrant puisque la méthode de ce livre est basée sur l'éveil et non sur la volonté.

Toutefois je porte cette liste à ton attention au cas où tu te sentirais faible dans un premier temps. Elle te servira également de test quand tu seras parfaitement heureux et à l'aise avec le fait de ne plus fumer. Elle est bien sûr très loin d'être exhaustive et pourrait faire à elle seule l'objet d'un livre entier.

Livres

Tous les livres de Houellebecq, qui font l'apologie de la cigarette, tout comme leur auteur.

"La nicotine est une drogue parfaite, une drogue simple et dure, qui n'apporte aucune joie, qui se définit entièrement par le manque, et par la cessation du manque." Sérotonine (2019*)*.

Bien vu. Il faut dire que Michel, malgré son talent, parait quelque peu dépressif par moments.

Le poète et écrivain portugais Fernando Pessoa nous dit *"J'allume une cigarette pour remettre à plus tard le voyage, pour remettre à plus tard tous les voyages, pour remettre à plus tard l'univers"* dans *Bureau de tabac & autres textes d'Alvaro de Campo*. Si la plume est belle, le fond résonne comme un aveu : vivre ou fumer en remettant la vie à plus tard.

Rayon BD on n'oubliera pas ce cher capitaine Haddock et son inséparable pipe (tout comme Sherlock Holmes) en gardant à l'esprit toutefois que beaucoup de mésaventures surviennent à cause des penchants alcoolo-tabagiques de ce cher Archibald. On prétend qu'il s'est brûlé les doigts ou la barbe une quinzaine de fois au cours de ses aventures avec Tintin.

Films

- Claude Sautet : ça fume dans chaque film, toute une époque ! Piccoli et Romy Schneider fument comme des pompiers dans « Les choses de la vie », tout comme Montant dans « César et Rosalie ». Dans « Vincent,

François, Paul et les autres » on a même une scène ou Piccoli en médecin conseille à Montand qui vient de faire une attaque de faire gaffe à la clope avec une clope au bec et dans son cabinet. Un grand moment de rigolade pour ce très bon film par ailleurs.

- Idem pour les films de Melville avec Delon en star fumeuse (Le cercle rouge, Le samouraï...), sauf que là y a aussi du calibre et du gangster bien viril.

- En parlant de gangsters, les personnages de Pulp Fiction fument plus qu'ils ne parlent mais c'est normal, ce sont des taiseux à la base.

- « A bout de souffle » porte bien son nom puisque Belmondo ne peut quasiment pas respirer un air pur sans le filtrer à travers une cigarette, ce qui ne lui donne pas du tout un air cool, tu confonds avec le chapeau.

- Retour aux classiques avec Humphrey Bogart et Ingrid Bergman dans Casablanca, qui fument à une époque où le monde était en noir et blanc et qui ne savaient pas ce qu'on sait aujourd'hui. Nul doute qu'ils auraient crevé l'écran sans ce tube entre les doigts.

- Terminons ce bref tour de table avec Sharon Stone qui, lors de la fameuse scène de l'interrogatoire, allume une cigarette bien que ce soit interdit avant de croiser et décroiser les jambes. Lier sensualité et tabac est un vieux piège cinématographique (voir également Scarlett Johansson dans Match Point) qui interroge sur l'influence des lobbies du tabac à Hollywood.

Avant de partir

Si ce livre t'a plu, si tu sens qu'il t'a aidé d'une quelconque façon et si tu penses qu'il pourrait aider d'autres personnes, n'hésite pas à prendre quelques instants - si le cœur t'en dit - pour laisser un commentaire sur le site où tu l'as acheté. Ce sera grandement apprécié par ton humble serviteur.

Tu peux également l'offrir ou en parler à tes proches, ou encore à ta communauté sur les réseaux sociaux, blogs et sites que tu fréquentes, ça évitera qu'ils t'offrent un briquet ou un cendrier pour ton anniversaire.

Merci pour ton soutien !

La Cash-Cash Collec'

Cash-Cash Collec' : la collection qui dépoussière le développement personnel !

- Des ouvrages courts
- Moins chers qu'un paquet de clopes
- Qui vont droit au but
- Ecris à la sueur de vrais doigts
- Garantis sans IA

Pour chaque titre :

- Un sujet hyper-ciblé
- Un contenu 100% pratique
- Un ton cash et rigolo
- Une efficacité redoutable

Ici, pas de blablas inutiles ni de fioritures : du concret, de l'action, des résultats !